ABRÉGÉ
D'ANATOMIE DESCRIPTIVE,

EN VERS FRANÇAIS,

Par F. ARTANCE,

Élève de la Faculté de Médecine de Paris.

Première partie, renfermant l'Ostéologie, la Syndesmologie, la Description des Dents et des cinq Organes des Sens.

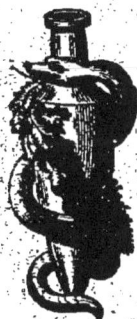

PARIS,

CHEZ LES LIBRAIRES DE MÉDECINE.

CLERMONT-FERRAND,

AUGUSTE VEYSSET, IMPRIMEUR-LIBRAIRE.

1846.

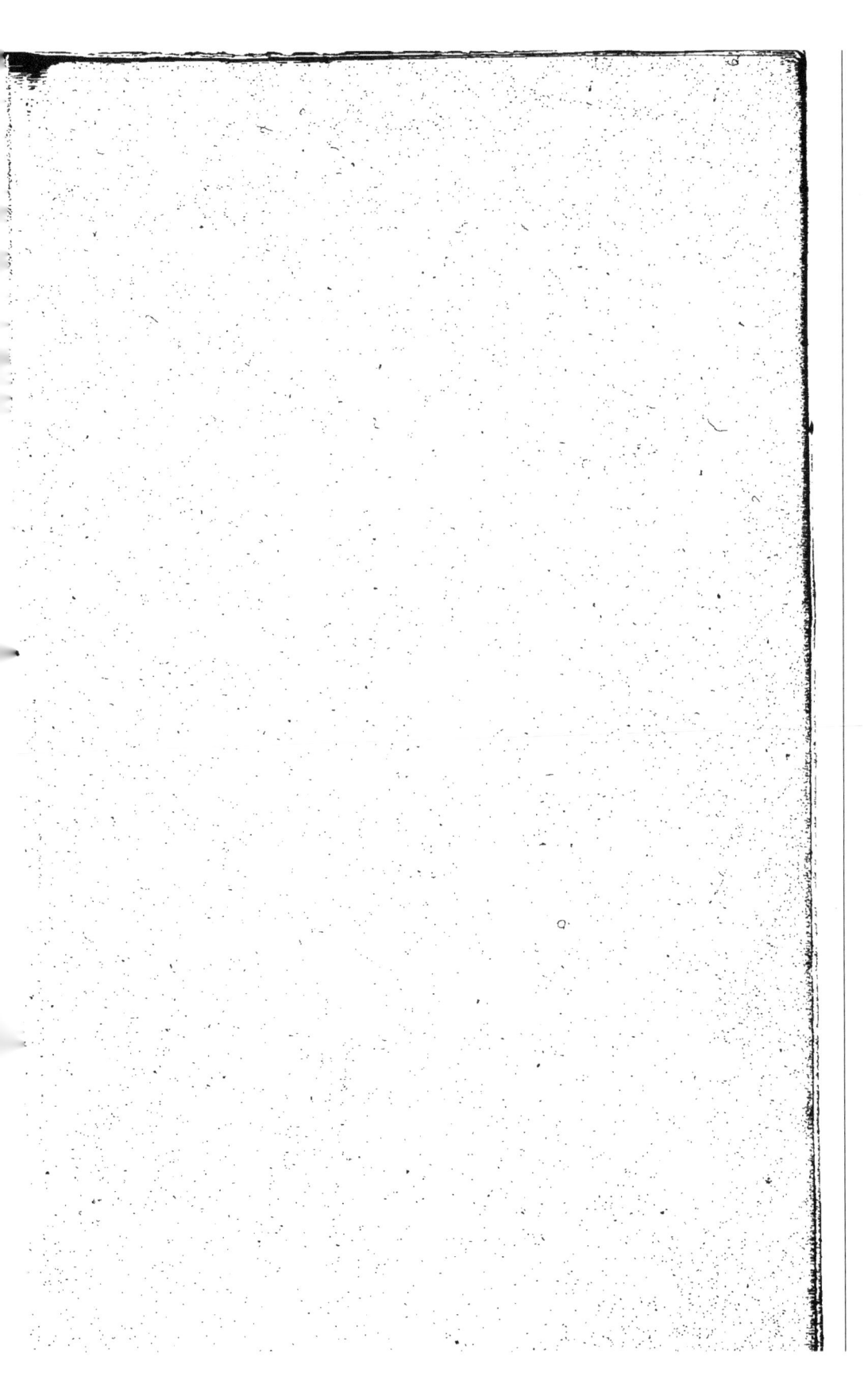

Tα 9 3.04.

ABRÉGÉ

D'ANATOMIE DESCRIPTIVE,

EN VERS FRANÇAIS,

Par F. ARTANCE, ⚔

Élève de la Faculté de Médecine de Paris.

Première partie, renfermant l'Ostéologie, la Syndesmologie.
la Description des Dents et des cinq Organes des Sens.

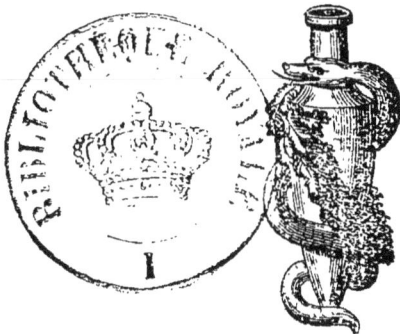

PARIS,

CHEZ LES LIBRAIRES DE MÉDECINE.

CLERMONT FERRAND,

CHEZ AUGUSTE VEYSSET, IMPRIMEUR-LIBRAIRE'
1846.

J'apprenais, il y a quelques années, les éléments de la langue grecque, au moyen de vers artificiellement construits : les vers techniques, en effet, ont le mérite d'aider singulièrement la mémoire, et de l'enrichir sans trop la fatiguer. Parmi les sciences médico-chirurgicales, l'Anatomie Descriptive est, sans contredit, une des plus importantes ; or, cette science s'adresse tout spécialement à la mémoire : pour le chirurgien-médecin le corps humain est un tableau très-compliqué, dont il doit connaître tous les points ; c'est une région remplie de villes, de bourgs, de hameaux, de fleuves, de lacs, de rivières, de montagnes, de vallées, de côteaux, de collines, etc. ; et vu que le mal peut se manifester sur une grande comme sur une petite partie de cette région, celui qui aspire au privilége de guérir le mal, doit connaître la région dans tous ses détails ; travail prodigieux pour la mémoire. A ce sujet un professeur du commencement de ce siècle disait : On fait l'anatomie dix fois pour la savoir la onzième. Il est donc essentiel de soulager sa mémoire dans l'étude de cette science. C'est pour me rendre ce service à moi-même, que j'ai réuni dans un petit nombre de vers la plus grande partie des mots à retenir en cette étude. Espérant que ces vers seront utiles à mes condisciples, je leur dédie d'abord la première partie. S'ils l'accueillent avec bienveillance, je ferai successivement paraître les autres parties ; sinon, je garderai pour moi seul des lignes que, dès le principe, j'ai écrites, je le répète, dans l'unique but de soulager ma mémoire.

Le tout formera quatre parties, qui paraîtront, s'il y a lieu, en quatre livraisons ; et chaque livraison sera, comme celle-ci, revêtue de la signature de l'Auteur.

CHAPITRE PREMIER.

Ostéologie.

---

1. Du Nombre des os du Squelette humain.

Des os longs, courts et plats, de tout le corps de l'homme
Deux cents, ni plus ni moins, déterminent la somme.
   Au rachis cinq et vingt, sans compter le coccyx;
Le crâne en son pourtour en contient deux et six;
La face en a quatorze; au col est l'hyoïde;
Le thorax, formant une cage solide,
En offre quatre et vingt, douze à chaque côté;
Le sternum au milieu ferme la cavité.
   On en voit trente et un (trois plus longs, plus fragiles,)
De l'orteil au bassin, y compris l'os des îles;
Et trente-deux enfin de l'épaule à la main :
Ainsi sont répartis les os du corps humain.

2. Du Rachis ou Colonne Vertébrale.

L'épine ou le rachis est une tige osseuse,
Flexible, recourbée, et diversement creuse,
Dont l'ensemble est formé d'os courts, très-bien fixés,
Symétriques, légers, épais, superposés,
Entre lesquels on voit des fibro-cartilages.
   De forme différente à chacun des trois âges,
Cet important levier, essieu du tronc humain,
S'étend, en serpentant, de la tête au bassin.

3. Des Vertèbres.

La vertèbre complexe, os court et symétrique,
Nous montre un corps épais, celluleux, cylindrique,
Un trou rachidien, dit aussi vertébral :
(Ces trous superposés forment un long canal;)
Apophyse épineuse, et quatre articulaires ;
Deux transverses enfin. Des tendons musculaires
Y vont de toute part prendre leur insertion :
Ailleurs, en d'autres vers, nous en ferons mention.
  Sept vertèbres d'en haut, sont dites cervicales;
On en compte au milieu douze, dites dorsales ;
Cinq lombaires en bas. — Chaque division
Présente, pour l'étude, une distinction.
  Aux premières on voit un trou triangulaire,
Cordoïde à l'axis, à l'atlas circulaire;
Un corps large et petit, lequel est celluleux,
Et à base convexe, ainsi qu'à sommet creux.
  On distingue toujours la vertèbre dorsale,
Par son épine oblique et son trou presque ovale,
Son corps épais derrière, un peu moins par devant,
Plat en haut et en bas, long d'arrière en avant.
Trois d'elles ont aux cotés une facette entière :
Ces trois sont, et première, et onzième, et dernière;
Aux autres, seulement, demi-facette ou deux.
  Epine horizontale, et corps volumineux;
Apophyse allongée, et trou triangulaire,
Nous feront distinguer la vertèbre lombaire.
  Atlas n'a pas de corps, et de forme d'anneau,
Il se meut sur l'axis, et porte le cerveau.

Pénétrant dans altas par son odontoïde,
Axis est en triangle, et a trou cordoïde.

4. De la Poitrine.

La poitrine ou thorax, sorte de cage osseuse,
Renferme, sur un muscle, en son enceinte creuse,
Le poumon, qui préside à la respiration,
Et le cœur, qui commande à la circulation.
Son derrière est formé des vertèbres solides,
Et à ses deux côtés sont les côtes flexibles ;
Symétrique, aplati, le sternum au devant,
Sait unir et défendre : il se meut doucement.

5. Du Sternum.

De forme un peu semblable à celle d'une épée,
Le Sternum nous fait voir pointe, lame et poignée.
Dans l'enfance six os en composent le corps,
Ayant extrémités, deux faces et deux bords.
Convexe tant soit peu, la face cutanée,
Se montre à nos regards de lignes sillonnée ;
La face postérieure est creuse faiblement,
Et présente des trous très-inférieurement.
Les cavités des bords, dites articulaires.
Sont sept, l'une arrondie, autres six angulaires.
L'extrémité d'en haut plus large notamment,
Plus épaisse surtout, se distingue aisément ;
A son sommet on voit l'espèce de fourchette,
Qui porte à droite, à gauche, une double facette.

L'extrémité d'en bas, dite autrement xiphos,
Est le côté, de tous, le plus pointu de l'os.
Le Sternum, celluleux, s'unit à autres seize ;
Son ossification, Lecteur, ne t'en déplaise,
Est nulle entièrement jusqu'au sixième mois ;
Commençant à paraître en six points à la fois,
A une marche lente elle est subordonnée,
Et n'arrive à sa fin qu'à la seizième année.

6. *Des Côtes.*

La côte d'un tissu compacte et celluleux,
Entoure la poitrine, en forme d'arc osseux.
Arrondie, aplatie, et concave, et convexe,
Selon qu'on la regarde à tels ou tels côtés,
Et plus droite et plus mince, au thorax du sexe,
Elle nous présente un corps et deux extrémités ;
La tubérosité sur la surface externe,
Ainsi que l'angle oblique ; et la plèvre à l'interne
La rondeur appartient à son bord supérieur ;
La gouttière, au contraire, à son bord inférieur.
L'extrémité plus grosse a col, tête et facette,
Mais plus souvent encor, double demi-facette,
Par laquelle elle s'unit au pilier vertébral.
A l'autre extrémité, cartilage-costal.

7. *De la Tête.*

La tête, un peu sphérique, est une boîte osseuse,
Qui loge la cervelle, ou substance nerveuse ;

Elle renferme aussi les cinq sens à la fois :
Le crâne en possède un, et la face en a trois;
Quant au sens du toucher, le plus simple et suprême,
Dans la peau de la tête on le trouve lui-même.

Le crâne, en son pourtour, présente le frontal,
Les deux pariétaux, l'unique occipital,
Les pierreux temporaux, le cubique ethmoïde;
Et l'os chauve-souris, autrement sphénoïde.

La face a palatins, malaires et nasaux,
Double sus-maxillaire, et les deux lacrymaux,
Les cornets, le vomer, et l'os de la mâchoire
Qu'on baisse pour parler, chanter, manger et boire.

8. Du Coronal ou Frontal.

L'os symétrique, impair, qu'on nomme coronal,
Du nom du front qu'il forme, est surnommé frontal.

Très-mince et transparent à la voûte orbitaire,
Cet os est un peu plus que demi-circulaire;
Il commence en deux points son ossification,
Et montre dans l'enfance une double portion.

Nous remarquons en bas, à face ethmoïdale,
Fossette qui contient la glande-lacrymale.

A face antérieure on doit étudier
Le trou sus-orbitaire, ou bien surcilier,
Arcade surcilière, échancrure nasale,
Epine de ce nom, double bosse frontale,
Autre arcade, orbitaire, ayant un ligament,
Apophyses enfin : Ajoutons que souvent
A son milieu l'on voit la ligne verticale

Divisant l'os en deux, et la bosse nasale.
La face cérébrale, à sa concavité,
Offre crête et trou borgne, et sur chaque côté,
Mainte bosse petite, impressions digitales,
Sillons artériels, et fosses coronales.
Des bords l'un est épais, dentelé, supérieur ;
L'autre mince, concave, inégal, inférieur.
Compacte à l'extérieur, en dedans diploïque,
Supérieur à la face, et plus ou moins oblique,
Cet os a deux sinus, dont la capacité
Est en rapport direct avec l'âge avancé.

9. Des Pariétaux.

L'os dit pariétal, pair et non symétrique,
Contient à l'intérieur du tissu diploïque ;
Il montre à l'extérieur deux faces, quatre bords ;
Eminences, sillons, figurent sur son corps.
La face épicranienne est dite face externe ;
Et l'autre, cérébrale, a nom de face interne.
N'offrant rien de curieux, les bords sont supérieur,
Inférieur, antérieur, et enfin postérieur.
La face du dehors nous présente une bosse ;
A l'interne, au rebours, on remarque une fosse.
Carré peu régulier par sa conformation,
Il commmence en un point son ossification.

10. Des Temporaux.

Au temporal on voit trois régions ; l'écailleuse,

La mastoïdienne, et enfin la pierreuse,
Excessivement dure, et qu'on nomme rocher.

Remarquons avec soin, pour bien l'étudier,
Faces, circonférence, apophyse jugale ;
Canal carotidien, fente glénoïdale ;
Hiatus de Fallope, et trou mastoïdien ;
Un autre trou nommé stylo-mastoïdien ;
Mastoïde apophyse, et fosse jugulaire ;
Elliptique conduit qu'on nomme auriculaire,
Styloïde apophyse, aquéduc, cavité ;
Enfin, trompe d'Eustache : ainsi tout est noté.

Cet os, non pas entier de compacte substance,
Par six points à la fois à s'ossifier commence.
Il est très-compliqué dans sa constitution,
Et loge à l'intérieur l'organe d'audition.

11. De l'Occipital.

Occipital formé d'une double substance,
Nous fait voir un grand trou, double protubérance ;
Deux crêtes, apophyse, et trous condyliens,
Condyles, et gouttière, et fosse, et wormiens :
Wormiens, non toujours, car par anomalie,
Une suture intime à leurs voisins les lie.

Espèce de losange, il présente en son corps,
Ossifié par sept points, deux faces, quatre bords.

12. Du Sphénoïde.

Cet os dont la figure est irrégulière,

Ressemble en quelque sorte à l'oiseau-mammifère.
Par dix ou douze points ossifié d'abord,
Il offre à d'autres os six faces, double bord :
Une face inférieure, ou dite gutturale,
Une autre supérieure, autrement cérébrale,
Une autre par derrière, une autre pardevant,
Et, pour en terminer, deux latéralement.
Nous devons remarquer à face gutturale
Apophyses et crête, et trous rond et ovale ;
Ailes, conduits vidien, ptérygo-palatin,
Fosse ptérygoïde, et gouttières enfin.
Face cérébrale a lame quadrilatère ;
Apophyse, gouttière et fosse pituitaire ;
Quatre trous appelés optique, petit-rond,
Ovale maxillaire, et supérieur grand-rond ;
Une surface plane, et deux petites ailes ;
Et deux autres enfin, qui sont plus grandes qu'elles.
A face postérieure, et près d'occipital,
Nous voyons un côté rugueux et inégal,
Fente, gouttière et trous, et des ailes internes ;
Et près d'elles aussi d'autres ailes externes.
A face antérieure est cornet de Bertin,
Une fente et trois trous, et une crête enfin.
On voit sur chaque face externe-latérale,
Fosse zygomatique et fosse temporale.
Au bord très-échancré nom frontal est donné ;
L'autre, qui porte épine, est temporal nommé.
Nous trouvons pour voisins de notre sphénoïde,
Frontal, pariétaux, temporaux, ethmoïde,
Malaires et cornets, vomer et palatin ;

On peut même ajouter sus-maxillaire enfin.

13. *De l'Ethmoïde.*

Éthmoïde, os impair, compacte , symétrique ,
Présente à nos regards sa surface cubique.
   Commençant par trois points son ossification ,
Il conserve toujours une triple portion ,
Savoir : lame criblée , ou bien horizontale ,
Et de chaque côté , la masse latérale.
   A face supérieure on voit *crista-galli* ,
Ou conique apophyse; on y remarque aussi
Les trous dits olfactifs , et les deux gouttières
Concourant à former les deux trous orbitaires.
   La face inférieure , os brisé , se voit bien ,
Et nous montre cornets supérieur et moyen ,
Ainsi que les méats des deux fosses nasales ,
Cellules de devant et lame ethmoïdales.
   Sur aucune autre face , *os planum* excepté ,
Rien de particulier ne doit être noté.

14. *Des Nasaux.*

L'os dit nasal est pair, et prend son nom du nez ;
Un seul point ossifié parvient à le former.
   La face sous la peau se nomme antérieure ;
L'autre est dite nasale ou bien postérieure.
   Un bord est court, épais, supérieur, inégal ,
C'est celui qui va joindre épine du frontal ;
Un autre est inférieur ; le troisième est externe ;

Obliquement coupé le quatrième est interne.
Les nasaux d'un tissu compacte et celluleux,
L'un sur l'autre appuyés font un arceau tous deux.

15. Des Lacrymaux.

L'os lacrymal est pair, compacte entièrement,
Irrégulier, petit, et demi-transparent.
De ses deux faces l'une est orbitaire, externe;
L'autre nous la nommons face nasale, interne.
Un bord court, supérieur; un autre, l'inférieur;
Un creusé, l'antérieur; un mince, postérieur;
Rainure sur un point, et sur l'autre une crête,
Sont des marques de l'os le moins gros de la tête.

16. Des Maxillaires supérieurs.

Compacte et celluleux, l'os sus-maxillaire
Concourt à former trois fosses, l'orbitaire,
Les nasale et buccale. Il a triple portion,
Et commence en cinq points son ossification.
Face zygomatique est aussi faciale;
Les autres, orbitaire et palato-nasale,
Sont en bas et en haut, et servent à former
Les cavités de l'œil, de la bouche et du nez.
La fosse myrtiforme, et l'autre, sa voisine,
Qui, pour finir ce vers, est bien dite canine;
Le trou sous-orbitaire, un bord assez saillant;
La tubérosité, que la dernière dent
Fait, dans nos jeunes ans, paraître un peu plus grosse;

Car, avant de sortir, cette dent forme bosse ;
Les canaux sous l'orbite et dentaire supérieur,
Ce dernier dit plutôt supérieur-antérieur ;
Apophyses malaire et nasale ou montante ;
Arcade alvéolaire assez proéminente ;
Maxillaire sinus, et canal palatin ;
Palatine apophyse, et des conduits enfin ;
Voilà plusieurs portions de l'os sus-maxillaire,
Dont la grande apophyse est unie au malaire.

17. Des Palatins.

Voici sur palatin quelques notions succinctes :
On divise cet os en deux portions distinctes.
    Compacte presqu'entier dans sa constitution,
Il commence en un point son ossification.
    L'une des deux portions se nomme verticale,
Et l'autre, palatine ou bien horizontale.
Chacune nous fait voir deux faces et trois bords.
    La seconde portion présente à l'un des bords,
Tout juste la moitié de l'épine nasale,
Et sur sa face, en bas, la crête transversale.
    La portion verticale a tubérosité,
Qu'on nomme palatine, elle est sur un côté ;
Nous y trouvons encor l'une et l'autre apophyse,
Que l'intérêt de l'œil et du nez se divise :
Orbitaire est en haut, sphénoïdale en bas ;
A la première un col, et l'autre n'en a pas.

18. *Des Malaires.*

Le malaire, ou pommette, os pair, irrégulier,
Se nomme aussi jugal, comme servant à lier.
    Cet os non symétrique, et de double substance,
A s'ossifier, d'abord, par un seul point commence.
    Quatre angles, quatre bords, trois faces tout autour,
L'un à côté de l'autre en forment le contour.
    Convexe plus ou moins, la face cutanée.
D'un seul ou plusieurs trous se montre perforée ;
Sur cette face on voit et maint petit vaisseau,
Et bon nombre de nerfs, sous un muscle et la peau.
    La face supérieure, autrement orbitaire,
S'adapte par le bas à l'os sus-maxillaire.
    La face postérieure est concave en dedans,
Et très-lisse en arrière, et rugueuse en avant ;
Elle rencontre en bas l'apophyse malaire,
De l'os que nous avons nommé sus-maxillaire.
    Des deux bords supérieurs l'un est dit antérieur,
Il est mousse, arrondi ; l'autre est le postérieur ;
Ce dernier est fort mince et se contourne en *esse* ;
L'inférieur-postérieur a la surface épaisse.
    L'un des angles paraît très-saillant, supérieur ;
Un deuxième au rebours, peu saillant, inférieur ;
Le postérieur s'unit à la zygomatique ;
L'antérieur est taillé d'une manière oblique.

19. *Des Cornets.*

Ossifié par un point, présentant sur son corps

Rugueux et recourbé, deux faces et deux bords,
Cornet inférieur est pair, non symétrique,
Compacte entièrement, et de forme elliptique.
 Le bord libre est épais, spongieux, inférieur;
Le bord articulaire, inégal, supérieur.
 Une face convexe est la nasale interne;
Et l'autre, un peu concave, est maxillaire externe.

20. Du Vomer.

On nomme le vomer mince et quadrilatère,
Du nom de la charrue à labourer la terre.
 De substance à peu près compacte entièrement,
Il est percé parfois, et manque rarement.
 Nous lui trouvons toujours deux faces latérales,
Une à chaque côté, toutes les deux égales;
Deux bords à gouttière, antérieur, supérieur;
Et deux autres aigus, postérieur, inférieur.

21. Du Maxillaire inférieur.

Ossifié par deux points et de double substance,
D'un arc irrégulier cet os a l'apparence.
Nous devons étudier ses branches et son corps;
Ses faces qui sont deux, ainsi que ses trois bords.
 Sur la face extérieure on peut voir la symphyse,
Indiquant deux moitiés, surmontant l'apophyse;
La houpe du menton et le trou mentonnier;
La ligne oblique externe, où s'attache peaucier :
Cette face est convexe. — A l'autre face, interne,

Est la symphyse aussi, la ligne oblique interne ;
Apophyse *geni*, maxillaire canal ;
Une petite fosse, ou fossé sublingual.

   Le bord inférieur a de la face artère ;
Un autre, supérieur, est dit alvéolaire ;
Ce bord, à cavités, loge les seize dents :
Les plus grosses, parfois, sortent après vingt ans ;
L'apophyse, portant nom de coronoïde,
Est près de l'échancrure, au nom de sigmoïde,
Où l'on voit le condyle ; et le bord postérieur,
En formant angle droit, s'unit à l'inférieur.

22. *Des Épaules.*

L'épaule, qu'en latin, on appelle *Scapule*,
A derrière omoplate, et devant clavicule.

23. *Des Omoplates.*

   Triangle irrégulier, celluleuse en partie,
L'omoplate est légère, et large, et aplatie.
Outre fosses, épine, on trouve sur son corps,
Très-mince et transparent, deux faces et trois bords.
   La face postérieure, autrement la dorsale,
Est creuse faiblement, et partout inégale ;
L'épine d'omoplate, à bords très-raboteux,
Paraît sur cette face, et la divise en deux :
On nomme une portion, fosse sus-épineuse ;
L'autre contrairement fosse sous-épineuse.
   En dehors, sur l'épine, on voit l'acromion ;

Les deux os de l'épaule y forment leur union.
　　La face antérieure, à forme irrégulière,
Près de l'humain thorax est sise tout-entière.
　　Un bord est échancré, supérieur, cervical
Ou coracoïdien, un autre est vertébral.
L'externe antérieur, que l'on nomme axillaire,
Contient la cavité glénoïde ovalaire,
Le col de l'omoplate, et côte de ce nom.
　　Les trois bords sus-nommés, font par leur union,
Trois angles; l'un aigu, reçoit muscle augulaire;
Un autre a cavité, déjà dite ovalaire;
Un troisième est costal, autrement inférieur;
L'angle aigu porte aussi le nom de postérieur.

24. Des Clavicules.

　　A peu près contourné comme une *esse* italique,
Os long, irrégulier, en dedans prismatique,
Au milieu rétréci, large et plat en dehors,
La clavicule montre extrémités et corps.
　　Ce corps offre à son tour la face supérieure,
Et l'autre portant crête, inégale, inférieure,
Laquelle a dépression qu'occupe sous-clavier,
Et des rugosités, et le trou nourricier,
Enfin le ligament costo-claviculaire.
　　L'un des bords est devant, et l'autre en arrière;
Et de-là leurs prénoms antérieur, postérieur :
On voit moins arrondi postérieur qu'antérieur.
　　L'interne extrémité se montre plus épaisse;
L'externe est aplatie. On trouve chez le sexe

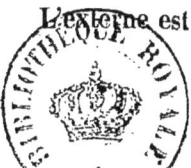

Cet os plus arrondi, bien plus droit, et moins long ;
Il croît par un seul point d'ossification.

25. Des Humérus.

Cylindre prismatique, humérus en son corps
Renferme extrémités, trois faces et trois bords.
De ces trois faces l'une est dite face interne ;
Une autre postérieure, et la troisième externe.
L'interne a la coulisse où loge le biceps ;
A la postérieure est collé le triceps.
L'empreinte deltoïde est à la face externe ;
N'oublions pas les bords ou trois lignes, l'interne,
L'externe et l'antérieure. Aux deux extrémités,
Nous devons remarquer les tubérosités.
Au bout, près de l'épaule est la tête sphérique,
Comme on voit au fémur, mais beaucoup moins oblique :
Petit col la soutient. — A l'externe côté,
Grosse et petite bosse, ou tubérosité,
Est auprès de la tête. A l'autre bout troklée,
Condyle, épicondyle ainsi qu'épitroklée.
On y remarque encor le double enfoncement
Qui donne à l'avant-bras plus complet mouvement.
Cet os à long canal, et de double substance,
Par sept points ou huit points à s'ossifier commence.

26. Des Cubitus.

Ossifié par trois points, interne à l'avant-bras,
Le cubitus est long, plus gros en haut qu'en bas ;

Son corps est en triangle, au milieu prismatique,
Et le bout supérieur est en dedans oblique.
    Par le bas arrondi, du cubitus le corps
Nous présente aux regards trois faces et trois bords.
    L'olécrâne saillante et la coronoïde,
De plus la cavité du nom de sigmoïde,
Font connaître aisément la haute extrémité.
    Le bout inférieur ou basse extrémité,
Mince, grèle, inégal et demi-circulaire,
Offre un avancement nommé malléolaire,
Une gouttière oblongue; et tout près radius
Rencontre, par côté, tête de cubitus.
    Le trou nourricier est à face antérieure;
Une ligne au milieu parcourt la postérieure;
L'interne est sous la peau, mais seulement en bas,
Des muscles font en haut qu'on ne l'y trouve pas.
    Cubitus composé d'une double substance,
Par trois points primitifs à s'ossifier commence.
    J'oubliais les trois bords, savoir : l'antérieur,
L'externe plus tranchant, et l'autre postérieur.

27. Des Radius.

    Radius que l'on trouve externe à l'avant-bras,
Est long, irrégulier, moins gros en haut qu'en bas.
    Ossifié par trois points, cet os est prismatique,
Et son bout supérieur forme l'*esse* italique.
Ainsi qu'au cubitus nous lui voyons un corps,
Et deux extrémités, trois faces et trois bords.
    L'extrémité d'en haut tout-à-fait circulaire,

Qu'attache au cubitus le lien dit annulaire,
Porte le nom de tête. Au bout est cavité;
Sous la tête et le col la tubérosité,
Qui, du nom de biceps, se dit bicipitale,
Et porte par côté bourse synoviale.

Coulisses, apophyse, et enfin cavité,
Dénotent clairement la basse extrémité.

Le conduit nourricier est à face antérieure;
Et des muscles nombreux couvrent la postérieure,
L'externe également. Bord interne est tranchant;
Antérieur, arrondi; postérieur, moins saillant.

28. *Des Os de la Main.*

Divisions à la main sont au nombre de trois,
Et carpe et méta-carpe, ensuite les cinq doigts.

Disposés sur deux rangs huit os à notre carpe;
Deux et trois seulement à notre méta-carpe.

Comme aux orteils des pieds, trois aux doigts pour chacun,
Mais au plus gros des cinq il faut en ôter un.

Des Huit Carpiens.

Au carpe scaphoïde, et l'os sémi-lunaire,
Et l'os pyramidal, et l'os orbiculaire,
Grand os, trapézoïde, et trapèze, et crochu :
Ce dernier qui paraît toujours un peu pointu,
Est nommé parmi nous quelquefois unciforme,
Tandis que orbiculaire a nom de pisiforme.

Des Cinq Métacarpiens.

Les os du métacarpe ont chacun leur prénom;
Le premier est plus gros, le deuxième, plus long.

Des Os des doigts.

On trouve aux os des doigts extrémités et faces,
Et beaucoup de tendons fixés à leurs surfaces.

29. Du Bassin.

Cavité conoïde, osseuse, irrégulière,
A la fois échancrée, et devant, et derrière,
Sur laquelle on remarque une double portion,
Le bassin nous présente, en sa constitution,
Quatre os, dont deux égaux, deux autres symétriques;
Deux détroits opposés, diversement obliques;
Surface extérieure, et surface en dedans;
Et le petit bassin, et l'autre appelé grand;
Arcade, trois régions, et deux circonférences;
Le petit diamètre ou le sacro-pubien,
Et le grand transversal, l'autre oblique ou moyen.
Selon le sexe on trouve aussi des différences.

30. Du Sacrum.

Derrière le bassin le sacrum a sa case;
Il nous montre un sommet, quatre faces et bases :
Ce sommet est tronqué pour se joindre au coccyx;
Trente points ossifiés, et souvent trente-six,
En s'unissant entre eux opèrent la fabrique
De cet os aplati, recourbé, symétrique,
Presque entier celluleux, impair, pyramidal;
Qui forme le bas-fond du canal vertébral.
La face postérieure, inégale, convexe,

Tantôt plus, tantôt moins, cela dépend du sexe,
D'apophyses fait voir plusieurs commencements;
Une double gouttière ou deux enfoncements;
Enfin les trous sacrés, d'ouverture inégale,
Sur la face en arrière et sur l'abdominale :
Plus ouverts d'un côté, ces trous dits antérieurs,
De l'autre sont nommés trous sacrés postérieurs.

Pour dépeindre en deux mots les faces latérales,
Elles sont toutes deux rugueuses, inégales.

La face de devant veut qu'on note en ces vers,
Forme lisse, concave, et lignes en travers,
Nous indiquant l'union ou plutôt la soudure
Des cinq portions que l'os présente en sa structure.

La base du sacrum a transversalement
Un peu plus de longueur que d'arrière en avant;
Du reste, elle n'a rien qui ne soit ordinaire :
Remarquons en passant le trou triangulaire.

31. Du Coccyx.

Le coccyx, os impair, triangle celluleux,
N'est pas toujours formé de tissu tout osseux;
Dans l'enfance il contient du fibro-cartilage,
Qui fait de l'os complexe un solide assemblage.

Ossifié par cinq points le coccyx, en son corps,
A deux faces, sommet, une base et deux bords.
Une face est concave, et lisse, et antérieure;
Inégale et convexe, une autre est postérieure.

La base et les deux bords n'ont rien de curieux;
Le sommet se fait voir toujours tuberculeux.

Coccyx à son voisin, mais par anomalie,
Pour n'en former qu'un seul intimement se lie,

32. Des Iliaques ou Coxaux.

Os pairs, irréguliers, larges, plats sur les bords,
Rétrécis au milieu, courbés de deux manières,
Les deux coxaux formés de trois portions premières.
Offrent à nos regards deux faces, quatre bords.
Des muscles sont couchés sur leurs faces externes,
Les viscères du ventre occupent les internes.
Chaque portion de l'os est dite par son nom ;
Et de-là l'ilium, le pubis, l'ischion.
Sur les faces on voit lignes, cavités, bosses,
Et gouttières, et trous, et surfaces, et fosses.
L'un des bords a la crête, on le dit supérieur ;
Un autre a la symphyse, il se nomme inférieur.
Epines d'ilium, le grand trou sciatique,
Epine d'ischion, la bosse ischiatique,
Font connaître aisément le bord postérieur.
Trois épines encore au bord antérieur :
L'une tient au pubis. Joignons-y l'éminence
Qu'on nomme pectinée. — Une double substance,
Se trouve des coxaux en la constitution.
Ces deux os, chez le sexe, en leur conformation,
Ont des vices nombreux, importants à connaître,
Nuisibles à la mère et à l'enfant à naître ;
Que l'accoucheur, surtout, ne les ignore pas,
S'il ne veut être mis dans de grands embarras,

33. Des Fémurs.

Cylindre irrégulier, notre fémur est l'os,
De tous les os humains, le plus long, le plus gros.
De substance, à la fois compacte et celluleuse,
Fémur a de la moelle en son enceinte creuse.
Pour l'étude, en cet os doivent être notés
Un corps compacte et dur, et deux extrémités.
L'on compte sur ce corps d'abord la face interne,
Et plus large, et plus plane, et puis la face externe,
Concave par en haut, convexe à l'autre bout,
L'antérieure, enfin, convexe un peu partout.
Les deux bords latéraux sont de forme arrondie ;
A l'autre, la ligne âpre offre double partie,
Et le trou nourricier. — La haute extrémité
Nous présente une tête, à l'interne côté ;
Un col qui la soutient d'une manière oblique ;
A peu de chose près cette tête est sphérique.
Du côté dit externe est le gros trochanter ;
Plus bas et sous le col le petit trochanter ;
Au premier, large, épais, rugueux, quadrilatère,
Cavité, faces, bords ; le second au contraire,
N'offre rien qu'un sommet. — A l'autre extrémité
L'on voit double condyle ; et tubérosité.
Par cinq points à la fois le fémur s'ossifie ;
On l'a vu s'absenter en tout ou en partie ;
Mais ce très-rarement, tandis qu'assez souvent,
Nous voyons former l'arc sa courbure en avant ;
Assez souvent aussi cet os cylindroïde
Quitte spontanément le trou cotyloïde.

34. *Des Rotules.*

Os court et aplati, de forme irrégulière,
La rotule est formée, à peu près tout-entière,
D'un tissu celluleux par organisation.
Un seul point a produit son ossification.
Elle a face convexe, et lisse, et antérieure;
Une autre raboteuse et dite postérieure!
Les bords sont amincis, et son sommet aigu;
Et sur sa base épaisse un grand tendon reçu.

35. *Des Tibias.*

Os long, irrégulier, triangle prismatique,
Tibia prend son nom de la flûte rustique.
Un corps grêle et tordu vers son tiers inférieur,
Nous fait voir une crête à son bord antérieur;
Un second bord épais, arrondi, c'est l'interne;
Un troisième aminci, bifurqué, c'est l'externe.
La face postérieure a le trou nourricier;
Nous ne remarquons rien de bien particulier
Aux deux interne, externe. Ajoutons, tout-à-l'heure,
Un mot sur les portions supérieure, inférieure.
L'extrémité d'en haut présente aux deux côtés,
Condyles en poulie et tubérosités
Les condyles toujours séparés par l'épine.
L'extrémité d'en bas, et carrée, et plus fine
A malléole interne et concave sommet.
Cet os est quelquefois trop courbé, contrefait;
A s'ossifier toujours par trois points il commence.

2

Et son tissu nous montre une double substance.

36. *Des Peronés.*

Tout près du tibia le péroné figure ;
Il est grêle, aminci, contourné par nature.
Ainsi que son voisin par trois points ossifié ,
Il n'est pas au genou, mais il s'unit au pied.
Nous devons étudier sur son corps triple face ;
Trois bords également partagent sa surface ;
On nomme faces, bords ainsi qu'au tibia ;
Laissons sans renommer ce qu'on connaît déjà.
Des deux extrémités la mince est supérieure ;
L'autre longue, aplatie, et plus grosse, inférieure.
La première soutient tête du péroné ;
Un des côtés de l'autre est tout sous-cutané,
Malléole allongée, externe, verticale ;
Qui s'unit en dedans avec l'os astragale.

37. *Des Os des Pieds.*

Aux pieds sont trois portions, en arrière le tarse ,
En avant les orteils, au milieu métatarse.
L'astragale très-court, et fort irrégulier ;
Le gros calcanéum, formant talon du pied ;
Ovalaire, aplati, l'interne scaphoïde ;
Inégal et rugueux, l'externe cuboïde ;
Et ceux que pour la forme un coin peint assez bien ,
Le grand et le petit ainsi que le moyen ;
Ce sont-là les sept os qui composent la tarse.

On n'en compte que cinq à notre métatarse.
A quatre des orteils toujours trois pour chacun ;
Nous savons qu'au plus gros il faut en ôter un.

De l'Astragale, du Calcanéum et du Cuboïde.

Chacun de ces trois os nous présente six faces ;
Des ligaments nombreux tiennent à leurs surfaces.

Du Scaphoïde.

Les faces de cet os sont au nombre de deux :
L'une forme la bosse et l'autre fait un creux.

Des trois Cunéiformes.

Ils ont faces, sommet, et des bases rugueuses,
Et plusieurs insertions, dites ligamenteuses.

Des cinq Métatarsiens.

Le premier est plus gros, le deuxième, plus long ;
Les trois autres, égaux, diffèrent de prénom.

Des Os des Orteils.

Ces os nous laissent voir extrémités et faces ;
Et beaucoup de tendons fixés à leurs surfaces.

38. De l'Hyoïde.

L'os hyoïde impair, et de forme d'arceau,
Sur le devant du col est placé sous la peau,
Entre langue et larynx. Il a deux grandes cornes,
Un corps qui les soutient, et deux petites cornes.
Le tout forme à nos yeux les cinq compartiments
Qu'unissent en un seul de nombreux ligaments.

CHAPITRE DEUXIÈME.

Syndesmologie.

1. Division des Articulations.

Afin d'étudier les articulations,
Nous devons établir deux grandes divisions :
La première comprend les unions mobiles;
Dans la seconde on met toutes les immobiles.

2. Des Articulations Immobiles.

Aux immobiles sont quatre variétés;
Qui s'appliquent aux os formant des cavités.
Ces variétés sont, et la double suture
La schindylèse offrant lame ainsi que rainure,
Celle dite harmonie à juxta-position,
Et la gomphose enfin, sorte d'implantation :
On leur donne en commun le nom de synarthroses.

3. Des Articulations Mobiles.

Les articulations mobiles, diarthroses,
Résultent d'os unis par contiguité,
Et fort souvent aussi par continuité.
Au rachis elles sont dites amphiarthroses;
La tête des fémurs offre des énarthroses;
Le coude nous fait voir un ginglyme parfait;
Les genoux, au contraire, un ginglyme imparfait;
Les atlas et axis, ginglyme rotatoire;
Les deux os d'avant-bras, un double rotatoire :

Humérus à l'épaule, arthrodie-union,
Ainsi que du poignet l'articulation.

4. *Articulations du Rachis.*

A. *De l'Atlas et de l'Axis.*

Apophyse d'axis, facettes latérales
Et d'atlas et d'axis, quatre synoviales,
Un ligament transverse, un deuxième antérieur,
Un troisième fort mince et lâche postérieur,
Concourent à former l'union particulière,
Des deux os sus-nommés, vrai ginglyme ou charnière.

B. *Des autres Vertèbres entre elles.*

Nous trouvons du rachis à l'articulation
Des ligaments nombreux, et quatre points d'union :
Apophyses d'abord dites articulaires,
L'épineuse, et la lame, et les corps ovalaires.
Aux corps lien vertébral qu'on dit antérieur,
Large, épais plus ou moins, éclatant de blancheur ;
Un second postérieur, et tout brillant, et lisse,
Etranglé chaque fois qu'à vertèbre il se fixe,
Comme le précédent plus large à son sommet,
Plus étroit à sa base, au milieu plus épais ;
Outre ces ligaments des fibro-cartilages,
Procurant au rachis deux précieux avantages.
Aux lames nous voyons les doubles ligaments,
Jaunes, lisses, serrés et forts, et résistants,
Elastiques aussi. — Les quatre articulaires,
Formant, en s'unissant, figures annulaires,
Ont poche à synovie, et cartilage étroit,
Faisant sur le rachis un angle oblique ou droit,

L'épineuse aux régions , et lombaire , et dorsale,
Offre deux ligaments, dont l'un sus-épineux ,
L'autre plus ou moins gros, dit interépineux ;
Autre sus-épineux à région cervicale.

5. *Articulations de la Poitrine.*

Facettes du sternum et costaux-cartilages
S'unissent au moyen de fibro-cartilages,
D'une synoviale , et d'un triple lien ;
Antérieur, postérieur, costo-xiphoïdien.
   Autre articulation , ou costo-vertébrale ,
A pour moyens d'union d'abord synoviale ,
Ensuite ligaments antérieur-rayonné ,
Interarticulaire aplati, court, serré.
   Enfin troisième union, ou costo-transversaire ,
A synovie, et puis facette articulaire,
Un petit cartilage, et plus un triple lien,
Ligaments postérieur, inférieur et moyen.

6. *Articulations de la Tête avec le Rachis.*

Les cavités d'atlas qu'on nomme articulaires ;
Les condyles tronqués , convexes, ovalaires
De l'os occipital , un lien antérieur,
Formé de deux faisceaux, un autre postérieur,
Synoviale enfin, entre un os de la tête. —
Et circulaire atlas forment l'union parfaite.
   Axis, occipital ont odontoïdien ;
Près de chaque condyle , et lien axoïdien ;

Ce dernier composé de fibres verticales,
Parallèles partout, en longueur inégales,
S'étend d'occipital jusques au corps d'axis,
Les odontoïdiens sont courts et arrondis.

7. *Articulations des Os du Crâne entre eux.*

Des os du crâne entre eux l'articulation,
Harmonie, ou symphyse, ou juxta-position,
Est seulement des os immobile assemblage,
Entre lesquels on voit mince ou gros cartilage.

8. *Articulations de la Face.*

A. *De la Mâchoire supérieure.*

De mâchoire d'en haut l'articulation
Au centre est harmonie ou juxta-position ;
Partout ailleurs elle est espèce de suture
Ecailleuse ou squameuse, autrement engrenure.

B. *De la Mâchoire inférieure.*

Cavité glénoïde, et transverse apophyse,
(Une scissure en deux la cavité divise)
Condyle et ligaments ; interne-latéral,
Allant du sphénoïde à dentaire canal ;
Externe-latéral, et styllo-maxillaire,
Un fibro-cartilage inter-articulaire,
Ayant synoviale à chacun des côtés,
Sont objets essentiels, devant être notés,
A l'articulation temporo-maxillaire :
L'on nomme cette union arthrodie ordinaire.

9. Articulations de l'Épaule.

A. Sterno-Claviculaire.

Clavicule et sternum formant une arthrodie,
Offrent à leur union poches à synovie,
Et fibro-cartilage, en palet aplati,
Epais à son circuit, et au centre aminci ;
Les liens antérieur, sterno-claviculaire ;
Postérieur de ce nom, interclaviculaire ;
Ce dernier aplati, très-mince, transversal ;
Enfin le ligament claviculo-costal.

B. Scapulo-Claviculaire.

Les bout de clavicule et bord d'acromion,
Nous laissent toujours voir à leur intime union,
Lien coracoïdien, très-fort, claviculaire ;
Quelque fois un petit inter-articulaire ;
Autre large, aplati, ligament supérieur ;
Un dernier moins épais, ligament inférieur ;
Une membrane enfin, capsule à synovie,
On donne à cette union le surnom d'arthrodie.

C. Ligaments propres à l'Omoplate.

A l'omoplate seule appartiennent deux liens :
Tous les deux sont nommés les coracoïdiens ;
L'un des deux s'étendant un peu en arrière,
Est plat et étranglé, l'autre est triangulaire ;
Et joint coracoïde au bout de l'acromion
Comment faut-il nommer cette dernière union

10. Articulations du Bras.

A. Huméro-Scapulaire.

A l'articulation huméro-scapulaire

Nous devons remarquer ligaments capsulaire,
Coraco-huméral, et glénoïdien,
Sorte de bourrelet, synoviale enfin.

B. *Huméro-Cubitale.*

A l'articulation huméro-cubitale
Nous devons étudier poche synoviale;
Ligament latéral externe, vertical;
Un double un peu plus long, interne latéral;
Un mince antérieur de forme irrégulière;
Autre enfin postérieur : Cette union fait charnière.

11. *Articulations de l'Avant-bras.*

A. *Radio-Cubitale.*

On voit double ginglyme à l'articulation
Des deux os d'avant-bras, et toujours triple union.
A l'union d'en haut ligament annulaire,
Faisceau dense et très-fort, à fibre circulaire;
Au centre petit-rond, et mince interosseux,
Traversé par vaisseaux et par filets nerveux;
En bas nous remarquons membrane capsulaire,
Et fibro-cartilage étroit, triangulaire.

B. *Radio-Carpienne.*

Radio-carpienne articulation,
Que l'on dit du poignet, résulte d'union
De l'os pyramidal, et du sémi-lunaire,
Et du scaphoïde, ou bien naviculaire,
Du radius enfin. Les liens, double antérieur,
Interne plus épais, externe, postérieur,
Une membrane enfin, pleine de synovie,
Maintiennent réunis ces os en arthrodie,

12. *Articulations de la Main.*

A. *Carpiennes.*

Les premiers os du carpe ont pour s'unir entre eux,
Palmaires, et dorsaux, et liens interosseux.
Des seconds carpiens faces articulaires
Sont jointes par dorsaux, interosseux, palmaires ;
L'une et l'autre rangée ensemble ont latéraux,
Antérieur, postérieur, ces derniers presque égaux,
Une membrane enfin capsule à synovie :
Ces unions nous font voir énarthrose, arthrodie.

B. *Carpo-Métacarpiennes.*

Entre carpe et méta... ligaments capsulaire,
Latéraux et dorsal, ajoutons un palmaire,
Pour trapèze et pour l'os premier métacarpien ;
Les autres seulement sont unis au moyen
De liens postérieurs dorsaux-quadrilatères,
Et d'autres plus petits antérieurs ou palmaires.

C. *Métacarpiennes.*

Palmaires et dorsaux, transverse inférieur
Superficiel, profond, d'inégale longueur,
Tiennent unis entre eux, quatre os du métacarpe :
La membrane est commune entre eux quatre et le carpe.

D. *Métacarpo-Phalangiennes.*

Là tête des cinq os nommés métacarpiens,
Ligament antérieur, et deux latéraux liens,
Une membrane enfin, poche synoviale,
Plus large notamment à sa face dorsale,
Sont les moyens d'union, Lecteur, que tu vois
Entre métacarpiens et chacun des cinq doigts.

E. *Phalangiennes.*

Ligaments antérieurs, et les deux latéraux ;
Faisceaux forts, arrondis, épais, distincts, égaux,
Y joint une membrane ou poche capsulaire,
Forment dans les dix doigts maint ginglyme ordinaire.

13. *Articulations du Bassin.*

Nous voyons au bassin cinq articulations,
Sans compter du coccyx les trois ou quatre unions :
Les ilio-lombaire, et sacro-coccygienne,
Vertébrale, iliaque, et symphyse pubienne.

A. *Sacro-Vertébrale* ; B. *Ilio-Lombaire.*

La sacro-vertébrale articulation
A, pour surcroît d'union, ligament de ce nom,
Faisceau très-fort et court. — A l'ilio-lombaire
Est aussi lien du nom, faisceau triangulaire.

C. *Sacro-Coccygienne.*

Nous remarquons toujours et sacrum et coccyx,
Formant amphiarthrose intimement unis.
De ces deux os entre eux le parfait assemblage
Se fait par le moyen d'un fibro-cartilage,
Des ligament sacro-coccygien antérieur,
Et ligament sacro-coccygien postérieur.

D. *Sacro-Iliaque.*

Les côtés du sacrum à chaque os iliaque
Sont unis au moyen du sacro-iliaque,
Ligament dense et fort, et très-irrégulier,
Et de trousseaux fibreux sujets à varier ;
Du sacro-épineux à fibres verticales,

Lesquelles sont toujours en longueur inégales ;
Des ligaments sacro-sciatique antérieur ,
Et sacro-sciatique appelé postérieur.

E. *Symphyse Pubienne.*

Un fibro-cartilage inter-articulaire ;
Un ligament fibreux, antérieur pubien ;
Autre épais , résistant , qu'on dit sous-pubien ,
Faisceau serré, distinct, jaune , triangulaire ;
Tiennent les deux coxaux par le devant unis :
Union que nous nommons symphyse du pubis.

14. *Articulations de la Cuisse.*

A l'articulation ilio-fémorale
Nous devons remarquer poche synoviale,
Ligament antérieur, faisceau plat et fibreux,
Joignant cotyloïde au sommet raboteux
De tête du fémur. Il est triangulaire,
Et souvent on le nomme interarticulaire ;
Autre lien large, épais, dit cotyloïdien ,
Servant de point d'arrêt bien plutôt que de lien ;
Ligament capsulaire, épais et conoïde,
Embrassant le pourtour de la cotyloïde
Et le col du fémur inférieurement,
Sac à double ouverture, et fort et résistant.
  Cette articulation mobile, diarthrose,
A tête et cavité, prend surnom d'énarthrose
Comme elle unit entre eux les plus gros os du corps
Elle possède aussi les liens les plus forts.

15. *Articulations de la Jambe.*

A. *Fémoro-Tibiale.*

A l'articulation fémoro-tibiale
Nous rencontrons toujours poche synoviale ;
Ligament rotulien, épais, long, aplati,
Large aux extrémités, au milieu rétréci ;
Ligament arrondi, le latéral externe ;
Autre aponévrotique ou latéral interne ;
Un autre irrégulier, et fibro-postérieur ;
Les deux qu'on dit croisés, postérieur, antérieur ;
Un double cartilage interarticulaire ;
Le tout formant ginglyme imparfait, angulaire.

B. *Péronéo-Tibiale.*

Les deux os de la jambe ont entre eux triple union,
Supérieure, inférieure et moyenne jonction.
Ligaments antérieur, postérieur, synovie,
Haute articulation tiennent assujétie.
Au milieu ligament plat, mince, interosseux,
Plus large en haut qu'en bas, et partout membraneux.
L'inférieure union tibio-péronéale
A d'abord cartilage, et puis synoviale ;
Et quatre ligaments, un complexe antérieur ;
Autre moins étendu ligament postérieur ;
L'inférieur postérieur de malléole externe
S'étendant, en travers, à malléole interne ;
L'interosseux d'en bas court, et dense, et fibreux,
Semblant continuer moyen interosseux.

C. *Tibio-Tarsienne.*

C'est dans la cavité de deux os réunis
Que le plus haut du tarse, astragale est admis ;

Cette articulation, vrai ginglyme angulaire,
Ou bien, plus simplement, charnière ordinaire,
Offre cinq ligaments, interne latéral,
Large, et quadrilaire ; externe latéral,
Arrondi, long, étroit, à fibres tendineuses ;
Ligament antérieur, tarso-péronien ;
Postérieur de ce nom à fibres plus nombreuses,
Enfin le ligament tibio-tarsien ;
Une membrane encor, pleine de synovie,
De l'articulation fait sans cesse partie.

16. *Articulations du Pied.*

A. *Calcanéo-Astragalienne.*

Entre calcanéum et voisin astragale
Nous remarquons toujours poche synoviale,
Ligaments postérieur, externe, interosseux
Des facettes enfin : et chaque os en a deux.

B. *Calcanéo-Scaphoïdienne.*

Le gros calcanéum et l'os dit scaphoïde,
Quoique unis par des liens laissent entre eux un vide,
Ils ont deux ligaments, externe, inférieur :
Ce dernier, fort épais, brille par sa blancheur.

C. *Scaphoïdo-Astragalienne.*

Le double ligament qui vient d'être noté,
Et les deux os unis font une cavité,
Pour la réception de tête d'astragale.
Cette tête adossée à la synoviale,
Figure une énarthrose, à laquelle un lien
Le scaphoïdo dit astragalien.

D. *Calcanéo-Cuboïdienne.*

Ligament supérieur, large, cuboïdien ;
Autres deux inférieurs, formant un double lien,
Superficiel, profond ; membrane à synovie,
Le tout sert à former l'union, arthrodie,
Entre les cuboïde et gros os du talon ;
Cartilage aminci complète l'union.

E. *Scaphoïdo-Cuboïdienne.*

Ligament inférieur, un autre interosseux,
Unissent scaphoïde et cuboïde entre eux.

F. *Cunéo-Cuboïdienne.*

Facettes, ligaments et dorsal, et plantaire ;
Interosseux tissu dit fibro-cellulaire ;
Synoviale enfin, font l'articulation,
Des troisième os en coin et cuboïde union.

G. *Cunéo-Scaphoïdienne.*

Trois ligaments dorsaux, trois ligaments plantaires,
Trois facettes aussi du nom d'articulaires,
Membrane à synovie, étendue aux trois points,
Unissent scaphoïde et les trois os en coins.

H. *Cunéennes.*

Les trois os formant coins à faces latérales,
Près desquelles on voit poches synoviales,
Ont pour moyens d'union ligaments supérieurs.
Autres deux moins marqués ligaments inférieurs.

I. *Tarso-Métatarsiennes.*

Huit ligaments dorsaux, de plantaires autant,
A chacun des côtés placés également,
Quatre poches aussi pleines de synovie ;
Entre tarse et méta... forment mainte arthrodie.

J. *Métatarsiennes.*

Trois ligaments dorsaux, trois ligaments plantaires,
Et ceux fixés aux points dits non-articulaires,
Très-forts interosseux; ainsi qu'un autre lien
Transverse, ligament nommé métatarsien,
Tiennent unis entre eux les os du métatarse
Qui profitent toujours des membranes du tarse.

K. *Métatarso-Phalangiennes.*

Les métatarsiens à chacun des orteils
S'unissent au moyen de ligaments pareils,
Les deux dits latéraux, membrane à synovie
Et lien inférieur complètent l'arthrodie.

L. *Phalangiennes.*

Membrane à synovie et deux liens latéraux,
Epais et arrondis, et tous les deux égaux,
Ligament antérieur ou demi-circulaire,
Forment aux dix orteils maint ginglyme ordinaire.

17. *Articulations de l'Hyoïde.*

Le temporal nous montre à sa styloïde,
Un grêle ligament pour suspendre hyoïde!
Quelques petits faisceaux minces et tendineux,
Poches à synovie, à chaque côté deux,
Servent à joindre au corps les cornes d'hyoïde.
Lien cylindrique on trouve entre os et thyroïde.

Tels sont, Ami Lecteur, les ligaments nombreux,

Qu'on rencontre unissant les os de l'homme entre eux.
Ils sont en chirurgie importants à connaître ;
Mais pour bien les apprendre il les faut voir paraître
Successivement disséqués avec soin,
Deux fois, ou quatre fois, dix fois même au besoin.
Il faut surtout, Lecteur, remarquer leur figure ;
Leurs tissus variés, leur changeante nature ;
Leurs nombreux points d'attache, et leur direction ;
Tout cela beaucoup plus important que leur nom.

Des Dents.

Petit os blanc, très-dur, chaque dent nous ordonne
D'étudier et racine, et collet, et couronne.
La bouche de l'adulte en contient trente-deux ;
Quelque fois il en manque une, trois, quatre, ou deux ;
Les absentes toujours sont parmi les molaires,
Qu'on voit en nombre vingt, à collets circulaires.
Les incisives sont quatre en haut, quatre en bas ;
Canines seulement deux en haut, deux en bas.
L'incisive tranchante a la racine unique,
Sillonnée, allongée, et pointue, et conique.
La canine arrondie, est convexe en avant,
Inégale en arrière, et concave souvent.
Elle a collet, racine ainsi que l'incisive ;
C'est de la dent du chien que son prénom dérive.
A sommet peu saillant et bituberculeux,
Petite molaire a racine unique ou deux.

Les douze grosses ont la couronne cubique,
Polytuberculeuse, et la racine oblique
A plusieurs divisions, et collet très-marqué.
On voit sur chaque dent de l'émail appliqué;
Au-dessous de l'émail est la partie osseuse;
A l'intérieur la pulpe ou substance nerveuse.

Des cinq Organes des Sens.

A. *De l'OEil.*

L'orbite en pyramide où sont logés les yeux,
Est faite de sept os fort bien unis entre eux :
Ces os sont le frontal, et l'ailé sphénoïde,
Et les sus-maxillaire, et complexe ethmoïde,
Le malaire et l'unguis; ajoutons palatin,
Quoique à former parois il ne serve en rien.
Le sourcil en arcade, et la double paupière,
Et les cils à trois rangs présentant, par derrière,
Les glandes à chassie et les points lacrymaux,
Des muscles, et des nerfs, et de nombreux vaisseaux,
Le ligament du tarse et, en définitive,
Une membrane mince et dite conjonctive,
Sont de l'œil des voisins nourriciers, moniteurs,
Et moteurs très-dispos et vigilants tuteurs.
Quant au globe de l'œil qui perçoit la lumière,
De forme assez semblable à celle d'une sphère,
Allongée en arrière et changeante en couleurs,

Il est entier formé de membranes, d'humeurs.

Les membranes sont sept : Sclérotique nacrée,
Encadrant tout autour transparente cornée ;
La molle choroïde à maint sanguin vaisseau ;
Le ligament ciliaire à figure d'anneau ;
Les ciliaires procès, l'iris et sa pupille ;
Et la rétine enfin qui transmet ce qui brille.

L'humeur aqueuse entoure iris complètement,
Derrière elle apparaît crystallin transparent.
Après ces deux humeurs nous trouvons la vitrée,
Incolore, et toujours sous forme de gelée.

B. *De l'Oreille.*

L'oreille autrement dite organe d'audition,
Présente à notre étude en sa constitution,
Quatre compartiments : D'abord l'oreille externe.
Qui prépare les sons pour notre oreille interne ;
Après ce pavillon est l'auditif conduit,
Elliptique canal de cérumen enduit ;
Ensuite le tympan ou la moyenne oreille,
Délicate portion qu'un faible bruit éveille ;
Le labyrinthe enfin toujours humecté d'eau,
Où le nerf prend les sons pour les rendre au cerveau.

Le pavillon formé d'un fibro-cartilage,
Recouvert de la peau qui s'étend au visage,
Possède tout autour un repli, c'est l'hélix ;
Et l'hélix, à son tour, circonscrit l'anthélix ;
Nous y voyons aussi la fosse scaphoïde ;
Et tout près du conduit la fosse conchoïde.

La conque a par devant l'éminence tragus,
Et postérieurement la bosse antitragus.
Ce qui porte pendants prend le nom d'auricule,
Et tout-à-fait le bas est appelé lobule.
On trouve au pavillon trois petits ligaments,
Et des muscles qui sont de simples rudiments.
 Le conduit tapissé des membranes muqueuses,
A des glandes aussi, dites cérumineuses.
 La caisse du tympan, dans le bas du rocher,
Contient les osselets : le marteau, l'étrier,
L'enclume a double corne, et le lenticulaire ;
La fenêtre arrondie, et la vestibulaire,
Et la trompe d'Eustache, et enfin six parois :
Etrier posséde un muscle, et martel en a trois.
 Pour dire ici deux mots de l'osseux labyrinthe,
On voit s'épanouir dans son humide enceinte,
(Où se trouvent unis, d'admirable façon,
Vestibule et canaux, ainsi que limaçon,)
Plusieurs embranchements du nerf dit acoustique ;
Il y perçoit les sons : Va voir qui te l'explique !

C. Du Nez.

Nous sentons les odeurs par le moyen du nez,
Que plusieurs os unis concourent à former,
A l'aide toutefois de fibro-cartilages.
Nous savons tous qu'à l'air il offre deux passages.
 Le nez a muscles, nerfs, et conduits aux sinus ;
Membrane pituitaire et sécrétant mucus ;
Cloison, narines, dos, deux ailes latérales ;

Enfin double conduit nommé fosses nasales,
Par derrière et devant ouvertes doublement,
Qu'on bouche quelquefois pour le tamponnement.

D. *De la Langue.*

Notre langue perçoit le goût et les saveurs,
Comme le nez l'odeur, et l'œil les couleurs.
Nous connaissons très-bien sa place et sa figure.
La langue parle net, balbutie ou murmure.
On sait comment elle aide à la déglutition.
Voici pourtant deux mots sur sa conformation :
On voit à l'extérieur sillon à sa surface,
Pointe, base, filet, deux côtés, double face.
Ce qui suit se rattache à sa constitution ;
Et pour l'apercevoir, il faut plus d'attention :
Les fibres du tissu, chose assez curieuse,
Se croisent en trois sens ; la membrane muqueuse.
Couverte d'épiderme, a des cônes nombreux,
Ramifications du système nerveux ;
Le trou de Morgagni ; dix à quinze papilles,
De figure semblable à celle des lentilles,
Lesquelles sur deux rangs forment un angle aigu :
A l'aide d'appareil cela doit être vu.

E. *De la Peau.*

Le toucher général réside dans la peau,
Tégument composé d'épiderme ou surpeau,
Du quadruple muqueux, du corps réticulaire.

Et du derme adhérent au tissu cellulaire

TABLE DES MATIÈRES

CONTENUES DANS LA PREMIÈRE PARTIE.

Fin de la première partie de l'Anatomie Descriptive.

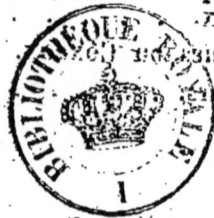

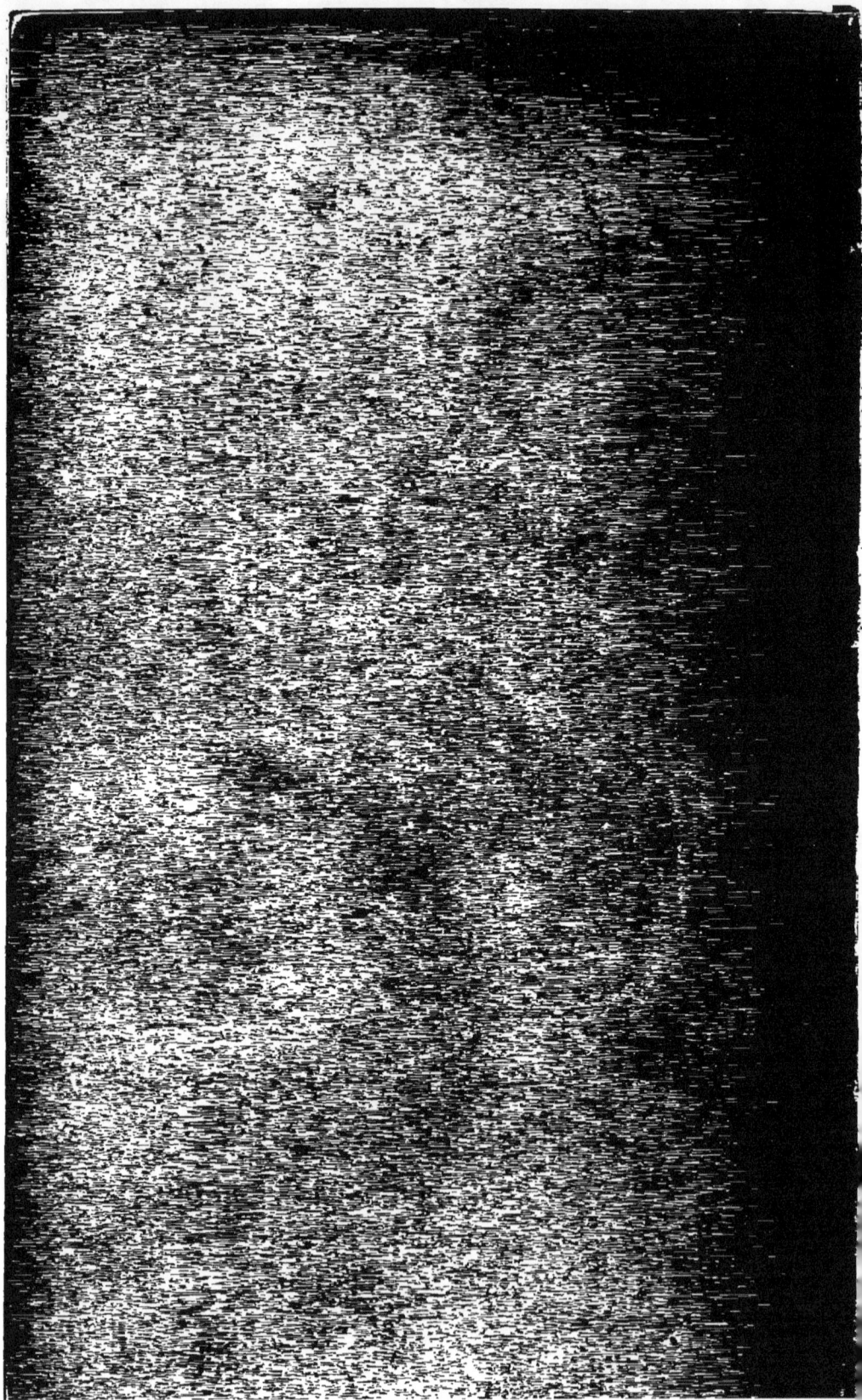